DES

CAUSES ANATOMIQUES

DE LA

CATARACTE SPONTANÉE

PAR

Henri CHIRAY,

Docteur en médecine de la Faculté de Paris,
Ancien interne en médecine et en chirurgie des hôpitaux
et hospices civils de Paris.

PARIS

ADRIEN DELAHAYE, LIBRAIRE-ÉDITEUR

PLACE DE L'ÉCOLE-DE-MÉDECINE.

1875

DES

CAUSES ANATOMIQUES

DE LA

CATARACTE SPONTANÉE

PAR

Henri CHIRAY,

Docteur en médecine de la Faculté de Paris,
Ancien interne en médecine et en chirurgie des hôpitaux
et hospices civils de Paris.

PARIS

ADRIEN DELAHAYE, LIBRAIRE-ÉDITEUR

PLACE DE L'ÉCOLE-DE-MÉDECINE.

1875

DES CAUSES ANATOMIQUES

DE

LA CATARACTE SPONTANÉE

L'étiologie de la cataracte est riche en données positives sur les diverses causes prédisposantes à cette affection, sur l'influence du sexe, de l'âge, des professions, des climats, de l'hérédité, etc. Elle constate alors des faits indiscutables, les établit sur des statistiques nombreuses, mais laisse en somme peu de satisfaction à l'esprit. Aussi il était naturel de chercher plus loin et de pénétrer autant que possible les changements qui surviennent avant la cataracte dans la constitution du liquide sanguin ou dans les organes qui président à la nutrition de la lentille cristallinienne, afin d'établir de la sorte des causes anatomiques des opacités de cet organe. Discuter les données actuelles sur ce sujet et montrer ensuite par un certain nombre de faits l'influence des lésions choroïdiennes, influence déjà connue et signalée, mais sans observations à l'appui, tel est le but de ce travail.

Il était naturel d'invoquer tout d'abord comme cause productrice d'une lésion, dont le mécanisme est si obscur, les altérations du sang. Mais les auteurs modernes ne se sont pas contentés de formuler vaguement cette idée, ils ont cherché la nature de ce changement, et pensent qu'il consiste surtout en une altération de qualité purement physique, un épaississement de ce liquide. Leurs travaux sur ce point peuvent se résumer en cette phrase : toute soustraction d'une quantité d'eau assez considérable aux liquides de l'économie, maintenue un temps suffisant, ou répétée à plusieurs reprises, peut, par la condensation du sang et l'augmentation proportionnelle des sels qu'il contient, suffire à déterminer la cataracte. Pour établir ce principe, de nombreuses expériences ont été faites sur des animaux; on a invoqué certains faits, et à cause de la similitude plus ou moins démontrée de l'état des liquides, du sang en particulier chez certains cataractés, avec ce qu'il devient chez les animaux soumis aux expériences, on a conclu à l'identité des causes.

Les expériences principales sont celles de Künde et de Kühnhorn; elles ont été faites sur des grenouilles, des chats et des chiens, à l'aide du sel gemme, du nitrate de soude, des solutions concentrées de sucre, substances introduites dans le tube digestif ou sous la peau. Sous cette influence, ces animaux perdent avec beaucoup de rapidité une grande quantité d'eau ; ils arrivent à un degré extrême de dessiccation et, dans un temps qui varie entre quelques heures et quelques jours, on voit se produire une opacité cristallinienne double, due, d'après M. Kœlliker, à la production de vacuoles remplies d'un liquide entre les fibres cristalliniennes.

A la vérité, quelques auteurs ne veulent pas voir là de véritables cataractes; ils s'appuient principalement sur ce fait qu'en rendant à l'économie le liquide soustrait, on les voit s'atténuer et disparaître, ce qui ne survient jamais pour les opacités spontanées du cristallin. C'est la raison principale que met en avant M. de Graefe pour combattre cette théorie. Elle n'est pas suffisante : car ce qui constitue cliniquement la cataracte, c'est l'opacité du cristallin, et, du moment que nous la voyons, sans nous inquiéter de telle ou telle forme de lésion anatomique pouvant lui correspondre, nous affirmons son existence. De plus, on sait que, dans la cataracte dure, au début, les fibres cristalliniennes s'isolent, se ratatinent, se décrochent, pour ainsi dire, les unes des autres et laissent aux points où correspondent leurs extrémités des espaces libres que remplit une substance grumeuse. On ne saurait nier, sinon l'identité, au moins la grande analogie entre ces espaces interfibrillaires et les vacuoles qui se forment dans les expériences indiquées. Seulement la grande différence qui existe entre ces deux ordres de phénomènes, et qui suffit parfaitement pour expliquer la différence des suites, se trouve dans la marche même des lésions. D'un côté, rapidité extrême de la production ; de l'autre, extrême lenteur. Aussi l'on conçoit fort bien qu'il n'y a dans un cas qu'une simple déperdition de liquide qui a produit dans les faits d'ordre expérimental le rapetissement et la séparation des fibres, et qui a pu se réparer facilement ; tandis que, dans l'autre, cette déperdition, moins importante, mais plus prolongée, a dû amener dans ces fibres mêmes de telles modifications de texture intime qu'elles deviennent impropres à s'imbiber, à s'accoler de nouveau.

Nous savons encore que certaines formes de cataracte sont, jusqu'à un certain point, susceptibles de se résoudre. Ce sont d'abord des troubles légers de la couche épithéliale sous-capsulaire, consécutifs à des irido-choroïdites ou à un traumatisme du cristallin, puis ensuite des troubles également légers, mais plus profonds, survenus dans la transparence de l'organe chez des diabétiques qui s'améliorent et guérissent. On ne peut s'expliquer la résolution dans ces cas que par un très-faible degré des lésions anatomiques, et comme on sait que le diabétique qui s'améliore, engraisse et recouvre une partie du poids qu'il avait perdu, et que, d'autre part, les liquides entrent pour la majeure partie dans la pesanteur des organes, que de plus le sang devient chez lui beaucoup moins consistant, il est naturel d'admettre que la résolution de la cataracte s'opère par un mécanisme analogue à celui que démontrent les expériences. Il semble donc prouvé par ce raisonnement qu'il est tout à fait logique de considérer les déperditions abondantes du liquide comme une cause de cataracte. Il reste à chercher quelles sont les formes auxquelles s'appliquent le mieux ces données.

Les principales sont les suivantes :

Les cataractes diabétiques, les cataractes qui surviennent dans certaines professions où les déperditions d'eau sont abondantes et fréquentes. Chez les verriers, par exemple, qui travaillent une partie de la journée devant un feu des plus ardents; chez les vignerons qui, exposés en plein soleil sur des côtes sans ombre, se livrent dans ces conditions à un travail longtemps soutenu et des plus pénibles. Un certain nombre de cataractes séniles peuvent aussi être attribuées à cette cause. On sait, en effet, la fréquence des altérations vasculaires à cet âge de la vie, et par suite les troubles intimes apportés à la circulation; il est évident que les échanges de liquides entre les tissus et les vaisseaux sont rendus plus difficiles; cela est surtout vrai pour les vieillards amaigris, émaciés par la misère et toutes les privations qu'elle comporte, et peut même servir à expliquer pourquoi la cataracte est plus fréquente dans les classes inférieures que chez les personnes aisées. Dans ces cas, lorsqu'il n'est pas possible d'attribuer à une cause locale l'opacité du cristallin, il paraît tout à fait logique de la rattacher à celle qui nous occupe. Mais, comme nous le verrons par la suite de ce travail, la part de cette cause peut être restreinte, car on peut trouver dans bon nombre de cas des lésions qui influent plus directement sur la nutrition du cristallin. Mais, je le répète, dans ceux où l'on ne trouve rien, il est très-naturel de reconnaître l'influence d'une cause que l'expérience a démontrée efficace.

On peut encore, d'après M. Wecker, rattacher à cette cause de cataracte, celles qui surviennent sous l'influence de l'ergotisme. Bien que des expériences faites sur divers animaux (lapins et cochons d'Inde) ne lui aient donné aucun résultat analogue, cependant certains phénomènes nerveux, comme crampes, contractions, anesthésies, et d'autres, tels que coloration blanche ou jaune de la peau, son refroidissement, la sécheresse des muqueuses, etc., phénomènes semblables à ceux que présentent les animaux soumis à des déperditions d'eau abondantes et précédant chez ces individus l'apparition de la cataracte, peuvent faire penser à la même origine. Toutefois il est juste d'ajouter qu'il existe une autre explication non moins plausible, d'après laquelle, sous l'influence de l'ergot de seigle, le muscle ciliaire, comme un bon nombre d'autres fibres lisses, entre en contraction spasmodique ; cette contraction gène l'apport sanguin dans la partie antérieure du tractus uvéal et doit retentir par conséquent sur les parties nourries par cette région vasculaire. Cette explication est au moins aussi bonne que l'autre, en sorte qu'il reste douteux qu'on doive rattacher à cette cause les cataractes dues à l'ergotisme.

La seconde cause anatomique possible de la cataracte c'est l'inflammation. Nous touchons ici à une question des plus controversées. Y a-t-il des opacités du cristallin que l'on puisse rapporter à un processus inflammatoire ? Cette question suppose préalablement résolue dans le sens de l'affirmative la possibilité même d'une phlegmasie cristallinienne, et cette question est encore aujourd'hui même controversée.

Les théories actuelles de l'inflammation qui possèdent toutes des partisans convaincus, sans en rallier toutefois le même nombre, ne permettent pas également d'admettre cette possibilité.

On sait que trois hypothèses sont en présence ; une seule se prête facilement à l'affirmative, c'est celle de Virchow ; des deux autres, la théorie de M. Robin repousse absolument et nettement cette possibilité et celle de Cohneim n'arrive à l'admettre que par des explications un peu forcées.

Dans la première théorie, l'inflammation consiste essentiellement dans l'irritation formatrice des cellules du tissu conjonctif. Les modifications des éléments anatomiques sont les premiers phénomènes observés ; les troubles circulatoires des capillaires sont tout à fait secondaires, et les éléments nouveaux produits plus avancés du processus inflammatoire proviennent de l'irritation et de la prolifération des éléments embryonnaires produits par l'irritation formatrice aux dépens des éléments préexistants. Cette théorie s'appuie principalement sur les phénomènes qui se produisent dans les tissus invasculaires, alors qu'on les soumet à une irritation physique ou chimique : les expériences faites sur la cornée en particulier seraient tout à fait démonstratives. Je n'ai pas à discuter la valeur de cette théorie, je n'ai qu'à constater qu'elle est fort répandue et admise par la majorité. Cette question préliminaire : le cristallin peut-il s'enflammer? est donc tranchée; il ne reste plus, pour arriver aux cataractes inflammatoires, qu'à prouver qu'on peut déterminer expérimentalement des phénomènes de phlogose dans cet organe, et en second lieu que certaines formes de cataracte présentent tant de points de contact avec les phénomènes observés dans ces expériences, qu'il est naturel de les rattacher à cette cause ; nous verrons tout à l'heure la valeur des faits apportés à l'appui de cette théorie.

Les idées de M. Robin diffèrent entièrement de celle de Virchow. Les premiers phénomènes se passent dans les capillaires; ceux-ci se dilatent et se resserrent tour à tour. Cette irrégularité du courant sanguin amène la stase des globules, qui s'entassent les uns sur les autres, dilatent les vaisseaux qui les contiennent jusqu'à cinq ou six fois leur diamètre primitif. Cet arrêt, cette gêne locale de la circulation amène l'exsudation de la partie liquide du sang dans les interstices des éléments anatomiques. C'est au sein de cet exsudat, de ce blastème, que prennent naissance les éléments anatomiques nouveaux, en particulier les leucocytes. Dans cette théorie, la première condition, comme on le voit, c'est la vascularité du tissu qui s'enflamme. Les éléments, loin d'être le point de départ d'un travail de néoformation, souffrent dans leur nutrition et souvent disparaissent pour faire place aux éléments nouveaux. Dès lors les organes sans vaisseaux peuvent bien subir des troubles de nutrition qui altèrent leur texture, qui modifient leurs conditions physiques de couleur, d'épaisseur, de transparence, etc.; mais ils ne peuvent être le siége d'une phlegmasie véritable. Il faut avouer que la facilité avec laquelle on fait naître une phlegmasie cornéenne par l'irritation de cette membrane invasculaire infirme bien cette théorie de M. Robin; mais, d'un autre côté, la difficulté extrême d'arriver à démontrer directement l'inflammation cristallinienne favorise les idées de cet auteur.

La théorie de Cohneim sur l'inflammation laisse un peu de côté les troubles initiaux et s'occupe spécialement de la genèse des éléments purulents. Pour cet auteur, les globules blancs du sang traversent les parois des capillaires, en vertu des mouvements amiboïdes dont ils sont doués et viennent constituer le pus des foyers d'inflammation. Lorsque après avoir déterminé une irritation locale de la cornée, on examine la nature des produits infiltrés, on trouve non-seulement des leucocytes collectés mais encore çà et là et surtout vers la périphérie on en rencontre d'isolés, en voie de migration. Ils paraissent être contenus dans le système canaliculaire intracornéen, et quand ils passent des parties profondes aux parties superficielles pour devenir sous épithéliaux, ils paraissent suivre les filaments nerveux déliés des nerfs ciliaires qui, eux-mêmes, seraient contenus dans des gaînes lymphatiques, prolongement des canalicules indiqués. Ces données ont acquis une grande probabilité; toutefois il faut remarquer avec soin la différence de situation de la cornée et du cristallin. Celle-là peut être en rapport direct avec les espaces lymphatiques de la conjonctive et de la sclérotique, en sorte que cette migration des leucocytes est admissible après qu'ils ont été versés dans ces espaces au sortir des parois vasculaires. Mais celui-ci est dans de tout autres conditions. Le cristallin est en effet enveloppé de tout parts par une membrane vitreuse parfaitement amorphe, la cristalloïde; en arrière, il répond à une autre membrane de même nature, et en avant il est baigné par l'humeur aqueuse; son contact avec les procès ciliaires n'est pas immédiat. La zone de Zinn est interposée, on ne peut donc invoquer la même configuration histologique, et il devient fort difficile d'admettre à cause de tout cela la possibilité d'une inflammation cristallinienne telle que la comprend cette théorie que nous discutons.

Il résulte de cet aperçu sur les trois principales doctrines modernes de l'inflammation que la phlegmasie du cristallin n'est franchement possible qu'avec celle de Virchow, et, bien qu'elle soit très-généralement admise, il faut cependant tenir compte des idées opposées et être, à cause de cela, plus sévère dans les recherches expérimentales et dans l'interprétation des faits cliniques en rapport avec ces données fournies par l'expérience.

Les travaux les plus cités dans cette voie sont ceux de Mœrs et de Ritter. Voici d'abord le résultat des expériences de Mœrs, faites sur des lapins et variées de plusieurs manières. 1° Il injecte dans le cristallin quelques gouttes d'une solution concentrée de nitrate d'argent; 2° il fixe une aiguille dans le cristallin; après l'avoir introduite par la cornée ou la sclérotique et coupée au ras de l'œil, il la laisse séjourner un temps variable; 3° il laisse également un temps variable dans le cristallin un fil graissé avec de l'onguent de cantharide. Il sacrifie ensuite les animaux en expérience et peut observer la succession des phénomènes morbides produits par cette irritation mécanique et physique. Voici ce qu'il trouve : la cristalloïde est la première atteinte et paraît au bout de peu de temps avoir une structure lamellaire ; les changements subséquents se passent dans la couche épithéliale sous-cristalloïdienne. Les cellules augmentent de volume, leurs angles s'effacent, leur noyau s'accroît, s'allonge, devient ovalaire, s'étrangle à sa partie moyenne, et finit par se segmenter. Ce travail de segmentation se continue sur les nouveaux éléments jusqu'à épuisement du contenu de la cellule et atrophie de la membrane d'enveloppe. Or ces noyaux ainsi transformés ont toutes les apparences des globules de pus et traduisent bien, par conséquent, un travail d'origine inflammatoire. Ultérieurement ils peuvent être séparés des fibres cristalliniennes par une membrane vitreuse mince, ou bien ils peuvent se multiplier au point de distendre outre mesure la cristalloïde, de la rompre et de tomber ensuite dans la chambre antérieure où enfin ils peuvent se condenser, subir toutes les phases de la dégénérescence graisseuse, devenir le siége de dépôts variés et déterminer ainsi une cataracte capsulaire.

Les expériences de Ritter diffèrent un peu de celles de Mœrs. Cet auteur a vu très-souvent l'irritation du cristallin et de sa capsule produire simplement une hypergénèse très-active des cellules épithéliales sous-cristalloïdiennes : il peut en résulter, si la multiplication cellulaire n'est pas uniforme, de véritables papilles qui s'enfoncent dans le cristallin et qui, en diminuant, refoulant les éléments propres de cet organe, les troublent dans leur imbibition normale, en déterminent l'opacité, ou bien encore ces amas peuvent s'enkyster ou subir la dégénérescence graisseuse et s'incruster ensuite de dépôts variés.

Ces deux auteurs ont encore vu, si la prolifération était très-active, et que la cristalloïde soit perforée en plusieurs points, apparaître des vaisseaux en nombre variable à la surface de cette membrane, ce qui est encore un des caractères propres du travail inflammatoire.

Ainsi donc, pour résumer en quelques mots les résultats obtenus, l'irritation du cristallin produit d'abord des lésions sous-cristalloïdiennes et cristalloïdiennes, dont l'ensemble peut être rapporté à une cataracte capsulaire. Le tissu propre de la lentille est ensuite envahi; néanmoins, il y a sous le rapport de l'évolution de ce travail ultérieur, une grande divergence d'opinion entre Ritter et Mœrs, j'y reviendrai tout à l'heure. Quelle est tout d'abord la valeur de ces expériences ? Jusqu'à quel point démontrent-elles l'existence d'un travail phlegmasique du cristallin ? Pour ma part, je crois les conclusions des auteurs insuffisamment fondées, et voici les arguments sur lesquels il est possible de s'appuyer pour arriver à cette démonstration.

Les premiers troubles, d'après les expériences citées, auraient lieu dans la cristalloïde, et nous n'avons pour admettre cette assertion, que les seules expériences affirmatives de Mœrs; Ritter est tout à fait en désaccord avec lui, et d'accord en cela avec la majorité, il pense que la capsule conserve une transparence parfaite, même au milieu des plus violentes inflammations dont l'œil paraît être le siége. Il est de fait que les recherches de Muller sur ce sujet, et de nombreuses autopsies d'yeux atteints des plus grands désordres, ont révélé l'intégrité absolue de la capsule. Les seules lésions admises d'après les re—

cherches modernes consistent, tantôt en un simple plis-
sement qui suffit à altérer la netteté de la vision, tantôt
en un changement intime en vertu duquel elle devient
cassante, se subdivise en couches, et reste néanmoins
transparente, tantôt dans l'addition de couches vitreuses
analogues à elle-même.

Les principales lésions n'occupent donc pas la cristalloïde elle-même, mais sa couche épithéliale. Nous con-
naissons déjà les désordres de cette couche, d'après les
expériences de Mœrs et de Ritter, mais celles de ce dernier auteur nous ont déjà paru être très-différentes de
celles que signale le premier. En les étudiant avec plus
de soin, on est de plus en plus frappé de cette différence.
Au milieu des plus violentes inflammations de l'œil,
M. Ritter ne voit jamais se produire le pus. On sait
maintenant que toute inflammation active est caracté-
risée par deux termes : irritation formatrice d'une part,
et destruction plus ou moins rapide, d'autre part, des
éléments qui naissent. Plus cette dernière forme prédo-
mine, plus l'inflammation est violente, et plus le pus est
abondant ; mais si l'on ne voit qu'un seul terme du
travail, l'irritation formatrice, il devient difficile de
reconnaître là un travail phlegmasique. De simples
troubles de nutrition, comme l'hypertrophie, suffisent
à produire les mêmes désordres. Or c'est précisément ce
qu'a toujours vu Ritter dans ses expériences et dans la
recherche des faits cliniques. A l'hypertrophie épithéliale, il a vu souvent succéder la dégénérescence graisseuse même avancée, dans laquelle les cellules gonflées,
luisantes et remplies de molécules graisseuses, perdaient,
même après désagrégation du noyau, leur membrane
d'enveloppe ; il a vu une hypergénèse assez active pour

produire de véritables papilles épithéliales qui subissaient
souvent à leur tour la même dégénérescence graisseuse; il
a vu se former sur la cristalloïde antérieure et postérieure,
des dépôts variés, et pour la cristalloïde antérieure occupant l'une ou l'autre de ses faces; il a vu à la suite ces
dépôts formés sur la cristalloïde antérieure, provenant
ordinairement de l'iris et malgré l'intégrité persistante
de la cristalloïde elle-même, se former dans la couche
épithéliale sous-jacente, une dégénérescence cystoïde
ou graisseuse. Mais dans toutes ces formes variées d'altérations du cristallin et surtout de sa capsule, rien qui
soit bien franchement un travail phlegmasique. Les
expériences de Mœrs restent donc seules, or elles sont
elles-mêmes susceptibles de quelque controverse.

D'abord, dans toutes ces expériences, il doit, en tra-
versant la cristalloïde, permettre plus ou moins l'imbibition des couches cervicales par l'humeur aqueuse. Or
on connaît l'action de ce liquide sur les couches cristalliniennes. Aussitôt qu'il y a contact, il se produit un
travail de gonflement et d'opacification de ces couches;
si l'ouverture est assez grande, les masses gonflées dilatent la cristalloïde, agrandissent l'orifice à cause de
l'élasticité de cette membrane, et finissent par se détacher des parties voisines et flotter dans la chambre
antérieure, où elles se résorbent avec plus ou moins de
rapidité. Si l'ouverture est très-étroite, il peut arriver
que les bords soient maintenus au contact et qu'il n'y
ait par suite aucune imbibition; mais tel n'est certainement pas le cas dans les expériences de Mœrs. Lorsqu'il
injecte quelques gouttes d'une solution de nitrate d'argent, celle-ci ne peut prendre place qu'en refoulant
autour d'elle les parties les plus mobiles et les plus élas-

tiques, et par conséquent la cristalloïde au voisinage de l'ouverture qui lui a été faite; il a beau prendre la pré_caution d'évacuer l'humeur aqueuse, elle se reproduit avec trop de rapidité, pour qu'on tienne compte de cette absence momentané ede contact. Lorsque, dans les autres expériences, il laisse séjourner une aiguille ou un fil qui traverse la cristalloïde, celle-ci ne pouvant se réunir immédiatement au niveau de l'orifice, tend à subir un mouvement de retrait, que favorise évidemment la présence d'un corps étranger. Il y a par conséquent, dans ces expériences de Mœrs, un élément dont il faut tenir compte, ce qui ne les rend pas aussi simples et aussi probantes que le veut cet auteur. Indépendamment de l'action irritante qu'exercent les corps étrangers, il y a celle aussi de l'imbibition par l'humeur aqueuse; et on n'a jamais songé à la considérer comme une action phlegmasique, en sorte qu'il est nécessaire d'admettre, dans les résultats produits par les expériences de Mœrs, deux influences, ce qui assurément détruit la simplicité de ces épreuves et restreint beaucoup les conclusions qu'il serait sans cela légitime d'en tirer.

Je cite, pour montrer cette influence énorme de l'imbibition par l'humeur aqueuse, un fait très-intéressant et très-instructif de M. Fornarini.

Chez un jeune ouvrier, un fragment de lime d'acier pénétra dans la substance cristalloïdienne; or voici ce que put observer cet auteur. Pendant un mois, ce fragment put séjourner impunément sans provoquer le moindre trouble visuel. Au bout de ce temps, il se fit une petite perforation dans la cicatrice capsulaire et M. Fornarini put suivre pas à pas le développement d'une cataracte par imbibition aqueuse. Pendant plus d'un mois, l'altération ne fit que se propager dans les couches corticales périphériques. Peu à peu, elle s'étendit aux couches plus profondes, et c'est seulement alors que l'on vit se troubler la région qui environnait la paillette métallique.

Cette observation est des plus intéressantes et à plusieurs titres. Tout comme dans les expérience de Mœrs, un corps étranger pénètre dans le cristallin à travers la cristalloïde antérieure. Seulement, les bords de l'ouverture se rapprochent et il se forme une sorte de cicatrice qui interrompt toutes communications entre la chambre antérieure et la substance du cristallin. Rien assurément ne doit s'opposer à l'action irritante du fragment, et cependant, avant de voir se troubler les couches corticales, il s'écoule plus d'un mois, parce qu'évidemment il se passe là un travail différent de celui qu'observait Mœrs dans ses expériences. Ce fait clinique constitue une des expériences les plus parfaites qu'on puisse désirer, puisque toute influence étrangère à celle du corps irritant se trouve supprimée; il est donc juste de lui accorder dans la question qui nous occupe la plus grande valeur. De plus, le résultat de l'irritation prolongée du cristallin diffère aussi de celui qu'obtenait Mœrs. On voit naître une opacité qui s'étend, mais tout laisse supposer qu'il ne se forme là aucun élément purulent. Il se passe sans doute un travail analogue à celui que détermine l'imbibition des couches cristallimiennes.

Enfin, une dernière objection peut être faite aux conclusions de Mœrs. Elle est relative à la production du pus. Rien ne prouve qu'il ne vienne du dehors et des membranes de l'œil. Ainsi, dans l'expérience VI on fait passer un fil enduit d'ongent à la cantharide dans le cristallin, après lui avoir fait traverser la sclérotique. Tous les jours, pendant cinq jours, on le déplace d'une certaine longueur. Le sixième jour, le globe oculaire est enlevé, et voici les propres paroles de l'expérimentateur : « La conjonctive fournit une sécrétion très-abondante, la cornée est très-infiltrée, opaque, et permet à peine d'apercevoir l'iris. L'œil, divisé suivant son équateur, donne issue à une partie du corps vitré, transformé en masses purulentes. Le reste de cet organe adhère au cristallin sous la forme d'un grumeau caséeux. On enlève avec soin toutes ces parties, et l'on reconnaît que le cristallin est divisé en trois secteurs, qu'il est le siége d'une opacité laiteuse et que les interstices des secteurs sont occupés par des masses purulentes caséeuses. » Pour être complète, l'observation aurait dû écarter la possibilité du transport des éléments purulents des ouvertures et des parois du canal traversé par le fil jusqu'au cristallin ; faute de cela, comme rien ne prouve que cette marche possible n'ait pas été suivie, il reste un point de doute qui diminue la valeur de l'expérience.

D'après toutes ces données, il paraît démontré qu'on ne doit accorder qu'une valeur restreinte aux diverses expériences faites dans le but de faire rentrer l'inflammation dans l'étiologie de la cataracte. Voyons maintenant les principaux faits cliniques qui pourraient rentrer dans cette catégorie et constatons leur valeur.

Quand on parcourt dans les auteurs l'énumération de ces faits, on ne peut s'empêcher d'être frappé du vague, de l'incertitude qu'ils présentent. Il est d'abord convenable, suivant l'observation de M. Wecker, de rejeter tous les cas antérieurs à l'usage des mydriatiques, de l'éclairage

oblique et de l'ophthalmoscope. On trouve dans les auteurs antérieurs à ces découvertes un bon nombre de
ces faits où il est fait mention d'abcès du cristallin, de
suppurations totales ou partielles de la lentille. La facilité avec laquelle ces auteurs admettaient ces lésions,
comparée avec leur rareté actuelle, est un garant de leur
peu de valeur.

D'autres cas de cataracta bursata ont été aussi invoqués dans ce sens ; mais il n'a jamais été démontré par
les observateurs que le contenu fût du pus véritable, et
l'observation de Lomeyer, en 1854, citée comme démon-
strative, ne l'est nullement si l'on s'en rapporte à la tra-
duction. Il y est dit, en effet : La capsule cristallinienne
ne présente pas d'altérations ; le cristallin lui-même
offre une coloration jaune et est faiblement opaque ; sur
sa surface postérieure on aperçoit un grand nombre de
cellules qui ne diffèrent en rien, pour l'aspect, des globules de pus. Ce mot, surface postérieure, doit plutôt se
comprendre de la surface extérieure que de la surface
interne, et d'autant mieux qu'on vient de signaler la
faiblesse de l'opacité cristallinienne.

On a encore invoqué d'autre cas de cataracte survenus au milieu d'une phlegmasie oculaire et se dissipant
en même temps que s'éteignait la phlegmasie, mais
comme pour les autres, les auteurs ont omis l'essentiel
de démontrer que ces troubles de transparence n'étaient
pas dus à de simples exsudats iridiens.

D'autres faits considérés comme bien plus serieux sont
donnés par Donders et par Welcker lui-même.

Dans le cours d'une phlegmasie des procès ciliaires et
au milieu d'irido-choroïdites prolongées, ces auteurs

ont vu apparaître sur les cristallins de petits points ronds et des flocons semi-diaphanes, d'une coloration grisâtre. Les altérations avaient leur siége surtout dans les couches antérieures ; on put s'assurer parfaitement qu'elles ne se trouvaient pas sur la capsule, mais dans la substance même du cristallin.

M. Wecker signale encore un cas où il put, chez une jeune fille de vingt ans. constater la présence, sur la face antérieure de la cristalloïde, de dépôts analogues aux dépôts de la kératite ponctuée, puis, au bout de deux à trois semaines, et sans que la cristalloïde elle-même soit atteinte, un trouble sous-capsulaire rayonnant à partir du point de localisation des dépôts. A mesure que les symptômes inflammatoires disparurent, les opacités cristalliniennes et les dépôts capsulaires se résorbèrent.

Enfin dans d'autres cas d'irido-choroïdite, où le corps vitré était lui-même malade et rempli de flocons opaques, M. Wecker a pu voir, dans les couches antérieures du cristallin, un nombre considérable de petits points blancs et grisâtres qui disparaissaient ou se reproduisaient, selon que les phénomènes inflammatoires s'amendaient ou subissaient une exacerbation.

Tous ces faits, que je viens de citer et emprunter à M. Donders et à M. Wecker, sont très-nets au point de vue de l'existence d'une cataracte à caractères assez spéciaux. Mais ils ne prouvent pas son origine inflammatoire. En effet, ils coïncident tous avec des irido-choroïdites : or il n'est pas admissible qu'avec des lésions aussi graves que celles qui accompagnent cette affection, la nutrition générale de l'œil ne soit fortement troublée. Les liquides qui président à la nutrition du cristallin ne peuvent pas ne pas être plus ou moins altérés, et quand on songe à l'activité des phénomènes d'osmose, rien de plus naturel que d'attribuer ces troubles cristalliniens à une altération de nutrition. Si ces troubles ne sont pas définitifs et peuvent parfois s'amender et disparaître, il n'y a rien là qui doive nous surprendre : n'avons-nous pas vu que dans les expériences de Künde et de Kühnhern, le cristallin opacifié recouvrait aussi sa transparence, qu'une simple déperdition d'eau avait suffi à faire disparaître. Pourquoi n'en serait-il pas de même dans ces cas ? Il paraît tout naturel que, sous l'influence de l'inflammation de la choroïde, les liquides qui baignent le cristallin soient d'une densité supérieure à cause de l'exsudat qui doit se faire. En tout cas, comme dans ces faits il est impossible de séparer l'élément inflammatoire de l'autre élément, trouble de nutrition, on ne saurait rapporter à une phlegmasie les troubles cristalliniens cités par ces auteurs.

Nous avons vu en premier lieu qu'il n'était pas possible d'admettre d'emblée la possibilité d'une inflammation cristallinienne ; nous avons démontré, en second lieu, que les expériences principales, établies dans le but de prouver cette possibilité, étaient tout à fait insuffisantes ; enfin, nous venons de voir que les faits cliniques invoqués à l'appui de cette théorie étaient plus ou moins nébuleux et pouvaient s'expliquer autrement ; il ne nous reste qu'à conclure que l'inflammation doit être rayée du cadre étiologique de la cataracte spontanée.

Une troisième cause, indiquée par les auteurs, comprend toutes les altérations régressives de la vie organique. Sous ce titre, on range des lésions qui, évidemment ne sont pas des cataractes, et qu'il faut par conséquent, rejeter également. On signale en premier lieu des dépôts hyalins et vitreux d'une épaisseur variable. Ces dépôts, par cela même qu'ils sont transparents, quand bien même ils changeraient la réfringence de l'œil en augmentant la densité et l'épaisseur de la lentille, n'ont absolument rien à voir avec la cataracte.

Une seconde altération analogue au gérontotoxon de la cornée, se rencontre assez fréquemment chez les vieillards. C'est une opacité équatoriale de la cornée avec de très-faibles rayons centripètes et sans tendance à progresser d'une manière sensible. Ces opacités sont dues à des dépôts graisseux interfibrillaires. Ils diminuent certainement l'étendue du champ éclairé et l'intensité de la lumière perçue : à cause toutefois de leur disposition périphérique ils ne gênent pas trop, évidemment, la vision. Ces opacités paraissent différer des opacités ordinaires du cristallin par le dépôt primitif avant toute espèce de trouble de transparence, dû à une autre cause, de granulations graisseuses dans l'intervalle des fibres. Elles ont donc leur physionomie propre et légitiment l'existence d'une cause spéciale qui les produise.

Une troisième altération sénile consisterait dans une augmentation de densité des fibres du noyau, compliquée d'une désagrégation et de troubles de transparence. Ces cataractes sont très-réelles, mais elles rentrent parfaitement dans celles que nous avons attribuées à une déperdition d'eau, à une augmentation de densité des liquides de l'économie. Cela est si vrai, qu'on rencontre souvent les mêmes lésions un peu moins avancées sans trouble de transparence. C'est une sclérose des

fibres, due à la diminution d'activité des échanges nutritifs, à la nutrition imparfaite des éléments fibril-
laires.

En résumé, nous croyons que les phénomènes de régression déterminent un certain nombre de cataractes ;
mais il ne faudrait faire rentrer dans cette catégorie,
d'ailleurs un peu vague, aussi vague que l'est lui-même,
ce mot phénomènes de régression, que les opacités équa-
toriales dues au dépôt d'éléments graisseux dans les interstices des filets, et analogues au gérontotoxons cornéens.

Toutes les causes énumérées jusqu'ici sont des causes
générales ; elles ne produisent leur action sur le cristallin, qu'en modifiant l'état général du sujet ; il reste à
établir, si des causes locales, si des altérations diverses
des membranes de l'œil et en particulier de la choroïde
ne seraient pas, elles aussi, des causes de la cataracte ;
les données que nous possédons sur ce sujet sont
assez incertaines. Voici ce que nous lisons dans Wecker
à cet égard :

« On n'a pas été sans s'apercevoir que les maladies
des membranes profondes de l'œil, principalement celles
de la choroïde et du corps ciliaire, entraînent facilement
des troubles de transparence du cristallin. Parmi ces
troubles, nous signalerons, en premier lieu, ceux qui
occupent les parties corticales voisines du pôle postérieur du cristallin. Ils se présentent sous l'aspect d'une
plaque arrondie, à contours précis, ou plus souvent sous
la figure d'une étoile munie de rayons d'une longueur
variable, mais qui n'atteignent pas l'équateur du cristallin. Ces altérations si fréquentes dans la choroïdite
atrophique et dans la scléro-choroïdite, se développent
presque toujours avec une lenteur extrême et portent

communément le caractère des opacités par défaut de nutrition. »

On peut voir par cette citation quelle importance restreinte l'auteur paraît attacher à cet ordre de causes, Il n'admet que certaines formes de cataracte comme produites de cette façon. C'est précisément cette idée que nous voulons développer quelque peu.

Nous voulons d'abord établir l'importance de la choroïde sur la nutrition de l'œil en général et du cristallin en particulier ; en second lieu montrer par un certain nombre de faits, portant sur une statistique d'ailleurs restreinte, la coexistence extrêmement fréquente des lésions de la choroïde et de la cataracte et cela pour toutes les formes de cataracte et tous les états de réfringence de l'œil, et enfin de ces faits tirer cette conclusion importante : quelle que soit la valeur étiologique des causes générales citées plus haut, il faut en attacher une plus grande encore aux causes locales, aux lésions de la choroïde. Il y a lieu de beaucoup chercher dans cette voie et de rassembler, pour arriver à la démonstration, le plus grand nombre de faits possible.

Dans une thèse de 1858, l'auteur appelle la choroïde une sorte de placenta qui doit fournir à la nutrition de l'œil presque entier, et il ajoute qu'un trouble dans sa circulation doit nécessairement retentir sur la vision. Cette expression de placenta est on ne peut plus juste et pour ce qui touche au cristallin, il est bien facile d'établir ce rôle de membrane nourricière. On sait que le cristallin isolé de toutes parts ne vit que par imbibition des liquides en rapport avec ses faces ; mais il est naturel d'admettre que la part principale dans sa nutrition revient à l'humeur aqueuse, puisque celle-ci baigne directement la cristalloïde antérieure, tandis que l'humeur vitrée en est séparée par la fine membrane hyaloïdienne? Quant au liquide qui occupe, ou peut occuper le canal de Petit et qui baignerait la circonférence du cristallin, il est difficile d'apprécier son influence. Tous ces liquides viennent de la membrane vasculaire de l'œil. On ne tient plus aucun compte aujourd'hui de ces théories pour la production de l'humeur aqueuse dans lesquelles on invoquait l'élimination des parties séreuses du sang, l'influence des vaisseaux péricornéens, la filtration du liquide lacrymal à travers la cornée jusqu'à la chambre antérieure, etc. Seulement on est conduit à se demander en voyant cette solidarité intime entre les humeurs de l'œil et la membrane nourricière, comment les lésions de celles-ci relativement très-fréquentes n'altèrent pas nécessairement et rapidement les organes nourris par ces liquides et en particulier le cristallin. Cela tient sans doute à la rencontre dans cette membrane de deux systèmes vasculaires capables de se suppleer jusqu'à un certain point. On distingue, en effet, dans l'œil le système vasculaire antérieur et le système vasculaire postérieur, et c'est vers la périphérie de l'iris dans la zone ciliaire que se fait la jonction. A ce niveau, les ciliaires courtes antérieures s'anastomosent largement avec les ciliaires longues postérieures et avec les ciliaires courtes postérieures à un degré moindre. Il paraît donc indispensable dans ces conditions, pour qu'une lésion quelconque de l'un de ces ordres de vaisseaux retentisse sur la nutrition du cristallin : ou que la lésion soit assez considérable, ou qu'elle soit compliquée de lésions semblables de l'autre système vasculaire, ou, enfin, que, pour d'autres causes de faiblesse locale, la moindre soustraction aux apports nutritifs suffise pour rompre l'équilibre nécessaire. Ces considérations expliquent peut-être pourquoi les lésions choroïdiennes, visibles à l'ophthalmoscope, manquent dans un certain nombre de cataractes. Il peut se faire alors qu'elles soient réfugiées dans un point inaccessible à la lumière.

Mais il ne suffit pas d'établir d'une façon générale que la nutrition du cristallin est sous la dépendance de la membrane nourricière de l'œil. Il faut encore voir, s'il est possible, quelle partie préside plus spécialement à cette fonction. Ceci se borne à rechercher par quoi est sécrétée l'humeur aqueuse : est-ce par la choroïde, est-ce par l'iris ? On convient, en effet, qu'à cette humeur est dévolu le rôle le plus important dans cette nutrition cristallinienne à ce point que les autres sont très-secondaires.

Diverses expériences et un certain nombre de faits cliniques amoindrissent, annihilent presque le rôle de l'iris sous le rapport de la sécrétion de l'humeur aqueuse. C'est d'abord un fait des plus connus et des plus communs que l'iridectomie dans tous les services d'ophthalmologie. On la pratique pour une foule de causes, on la répète souvent plusieurs fois à ce point qu'après plusieurs opérations, il reste à peine quelque lambeau irien, et cependant on voit constamment se reproduire l'humeur aqueuse avec la plus extrême rapidité. C'est à peine une affaire de quelques heures. Mais on possède à ce sujet des faits encore plus probants.

M. le Dr Cuignet, de Lille, rapporte plusieurs faits d'arrachement complet de l'iris deux entre autres dont l'un chez une femme de 61 ans et l'autre chez une de 53 ans. Le nombre des faits cités dans son travail est de 20. Le plus souvent, l'arrachement était involontaire à son début ; pour une cause quelconque, l'iris attirée au dehors se détachait de la périphérie et dans la crainte de laisser au passage des rayons lumineux une double voie capable de produire une diplopie monoculaire, M. Cuignet continuait à tirer l'iris de manière à le détacher parfois en entier, parfois en presque totalité. Or, dans ces cas, et particulièrement dans les deux que j'ai cités, on put constater d'abord la résorption du sang épanché par suite de la déchirure de nombreux filaments vasculaires et ensuite la reproduction parfaite de l'humeur aqueuse. La tension oculaire redevint tout à fait normale. Il fait, pendant plusieurs jours, ponctionner la cornée jusqu'à deux fois par jour et toujours l'humeur aqueuse se reproduit avec facilité.

M. Galezowski cite un malade, un ecclésiastique, atteint d'irido-choroïdite, dont il enleva l'iris tout entier et chez lequel la vue s'est rétablie complètement et la chambre antérieure s'est remplie dès le lendemain de l'opération. Ainsi, non-seulement l'ablation de l'iris ne paraît pas s'opposer à la reproduction de l'humeur aqueuse, mais elle n'entrave même pas la rapidité de cette reproduction.

Il est donc légitime de conclure de ces faits que l'humeur aqueuse est sécrétée par la choroïde et que l'iris n'a qu'une influence très-restreinte dans sa production. Nous arrivons de la sorte à affirmer de plus en plus l'importance de la choroïde dans la nutrition du cristallin. Maintenant toutes les parties de la choroïde contribuent-elles également à cette sécrétion de la chambre antérieure? On doit résoudre négativement cette question. Cela est évident, vu la position de la région ciliaire ; mais on

peut connaître l'importance de la partie postérieure
de la choroïde en s'appuyant sur une remarque cli
nique de M. Galezowski et sur des expériences du même
oculiste.

La remarque clinique est la suivante : toutes les
blessures du cercle ciliaire faites dans le sens perpendi-
culaire à sa direction se guérissent très-facilement, l'œil
se cicatrise et reprend sa densité normale ; au contraire,
les blessures situées parallèlement au bord cornéen se
terminent très-souvent par une atrophie de l'œil.

Les expériences du même auteur ont été faites sur des
lapins de six mois. Il a cherché à obtenir les mêmes conditions que tout à l'heure ; les plaies ont été établies l'une
et l'autre avec un fil séton ; leur étendue était de 1 centi-
mètre ; l'une d'elles se dirigeait d'avant en arrière, l'autre était transversale, parallèle au bord cornéen. Les résultats ont été tout à fait différents. Dans le cas de
blessure transversale, il s'est produit un épanchement de
sang dans le corps vitré. Peu de temps après, une opacification du cristallin dans ses couches postérieures. Un
mois après le début, l'œil était devenu mou et en voie
d'atrophie rapide. Au contraire, dans l'expérience avec
plaie antéro-postérieure, la chambre antérieure avait
bien diminué un peu, mais les symptômes étaient très-
atténués et, au bout de deux mois, l'œil n'était pas encore atrophié.

On constate par ces faits deux choses : d'abord, que le
corps ciliaire préside à la formation de l'humeur aqueuse
comme cela était d'ailleurs évident à cause de sa situation et, en second lieu, quelle est l'influence de la zone
postérieure de la choroïde. En effet, dans un cas, le système vasculaire postérieur n'est pas divisé au niveau de

la région ciliaire dans une grande étendue; il n'y a pas interruption dans la continuité d'un grand nombre de ramuscules se rendant aux procès ciliaires et suivant une direction antéro-postérieure; les lésions cristalliniennes sont très-tardives; dans l'autre cas, au contraire, dans celui de plaie transversale, la continuité des vaisseaux est rompue pour un grand nombre, l'afflux sanguin est évidemment diminué dans la région antérieure et l'on s'explique très-bien que les effets ne soient pas les mêmes dans l'un d'eux; mais il demeure par cela même évident que les lésions choroïdiennes postérieures doivent aussi agir dans le même sens que les lésions antérieures; comme les plaies transversales, elles peuvent gêner l'apport du sang dans la zone ciliaire et doivent aussi retentir secondaire ment sur la nutrition du cristallin. En un mot, l'action de ces désordres locaux n'est pas aussi prompte, mais elle est très-réelle.

Telles sont les considérations qui amènent à conclure d'emblée avant toute espèce de fait clinique à l'influence des lésions choroïdiennes. On ne peut s'empêcher d'admettre qu'elles doivent jouer un grand rôle dans la production des cataractes. Nous allons maintenant relater des observations prises toutes, cette année, dans le service de M. le Dr Panas, et qui confirment ces idées. Sur 42 cataractes qui se sont présentées du 1er janvier 1875 au 15 juin de la même année, nous avons dû distraire quelques cataractes traumatiques, éliminer quelques cas où l'examen du fond de l'œil n'a pu être fait, soit parce que l'opération n'a pas été faite, soit parce qu'une cataracte secondaire, survenue trop rapidement ou des lésions plus graves consécutives à l'opération n'ont pas permis cette exploration. Nous avons laissé également de côté les cataractes glaucomateuses.

Nous donnons les observations de vingt-deux malades. Quelques-unes sont négatives, d'autres sont affirmatives; la plupart sont dans ce dernier cas ; du reste, cela démontre qu'il n'y a rien absolu que s'il faut attribuer une importance plus considérable aux lésions choroïdiennes qu'on ne le faisait autrefois, s'il faut à cause de ces faits que nous citons chercher dans cette voie et établir des statistiques nouvelles, on ne doit pas cependant être ex - clusif ; comme toujours, la vérité doit se trouver dans un juste milieu.

OBS. 1. — Filhoux, maçon, âgé de 48 ans. Ce malade a été opéré, le 28 janvier 1867, d'une cataracte ayant débuté deux ans auparavant. Les résultats de cette opération ont été incomplets. Il existe, en effet, une adhérence de l'iris à la cicatrice, ce qui contribue singulièrement à rétrécir le diamètre pupillaire. L'acuité n'est que de 1/10. Le malade était hypermétrope à un degré assez accentué. L'examen ophthalmoscopique de ce côté est possible, malgré l'étroitesse de la pupille, et l'on constate une papille normale, nullement altérée dans sa surface, mais à bords légèrement diffus et mal limités, surtout en bas et en dedans, parce qu'il existe à ce niveau un petit arc d'atrophie choroïdienne n'atteignant pas, dans sa plus grande largeur, plus du tiers du diamètre papillaire; cependant, il y a au delà de cet arc un peu de dépigmentation semblant indiquer un travail ultérieur dans le même sens. L'œil droit présente une cornée siège d'un néphélion central, et derrière l'iris, une cataracte demi-molle, corticale, périnucléoléaire, d'une teinte blanc bleuâtre, avec semis superficiel de points blancs jaunâtres plus prononcés. A l'ophthalmoscope, on n'éclaire pas le fond de l'œil. Opéré le 28 janvier, il quitte l'hôpital le 14 février, et présente à l'examen du fond de l'œil, avant son départ, une lésion analogue à celle du côté opposé, avec cette différence que l'atrophie occupe tout à fait le côté inférieur et qu'il n'y a pas de pigment accumulé sur la limite de la papille.

OBS. II. — Denerioz, âgé de 71 ans, serrurier-mécanicien, entre le 24 février 1875. Le début de sa cataracte remonte à dix mois environ pour le côté droit, et à cinq pour le côté gauche. Ce malade est atteint d'une myopie très-ancienne et très-nette. Il voyait, disait-il, absolument mal de loin, et très-bien au contraire à une distance de 15 centimètres environ. Sa sensibilité rétinienne est bonne. Arc sénile à peine commençant.' Les chambres antérieures sont petites, l'iris est comme poussé en avant par le cristallin du côté droit, opaque et volumineux, dont la teinte est d'un blanc grisâtre uniforme avec partie centrale plus foncée d'une couleur d'ambre; semis superficiel sous-cristalloïdien de points blancs sales, d'aspect crayeux. A gauche, noyau coloré en jaune; obscurcissement des couches périnucléaires; mais, tandis que du côté droit aucun rayon lumineux n'éclaire le fond de l'œil, il passe assez de lumière de ce côté pour qu'on puisse voir la teinte rouge de la choroïde, mais sans qu'on puisse distinguer les détails. Opéré le 4 mars du côté droit, le malade peut sortir le 15, complètement guéri, avec une acuité de 1/3. L'ophthalmoscope montre, avant son départ, l'existence d'une atrophie choroïdienne occupant le côté interne, et divisible en deux parts, l'une plus rapprochée, avec staphylôme indiqué par la courbure des vaisseaux; l'autre, plus éloignée, avec décoloration moins accentuée et ayant deux à trois fois le diamètre de la première.

Obs. III. — A..., charron, âgé de 50 ans, vient à la consultation le 19 janvier 1875. Il offre une cataracte assez avancée du côté gauche, et seulement un trouble léger du côté droit, dans les couches périnucléaires. Voici les résultats de l'examen auquel il est soumis : hypermétropie, 1/11; le malade ne s'est jamais appliqué à de petits travaux; maladie inflammatoire de l'œil dans l'enfance et dans la jeunesse; les yeux sont relativement petits et enfoncés dans l'orbite;

Les pupilles ne se dilatent que peu sous l'influence de l'atropine; leur bord est légèrement irrégulier, arc sénile du cristallin. L'œil droit a ses milieux assez transparents pour permettre l'étude complète du fond de l'œil. On y remarque la papille rose, non congestionnée; vaisseaux normaux, pas d'excavation pathologique. Elle est encadrée par un disque d'atrophie choroïdienne équivalant à trois fois son diamètre. Il n'y a nul dépôt pigmentaire entre la papille et la plaque atrophique; cette plaque a une forme assez régulièrement circulaire, sans dentelure. Elle a cela de particulier que le tiers supérieur externe semble tronqué, en sorte qu'elle a un diamètre vertical supérieur au diamètre horizontal. Rien d'anormal n'existe sur le reste du fond de l'œil. L'œil gauche peut ainsi être examiné à ce point de vue, malgré la cataracte centrale, et il est possible de reconnaître l'existence de la même lésion que du côté opposé, les dimensions de la plaque atrophique paraissent même légèrement plus grandes. Ce malade présente des artères radiales très-athéromateuses. On lui conseille d'attendre encore quelques mois avant de se faire opérer.

Obs. IV. — Simon Martin, âgé de 45 ans, maçon. Cataracte molle à rayons chatoyants du côté gauche, consistance normale ; bonne sensibilité rétinienne. Œil droit, cataracte commençante au centre ; le fond de l'œil de ce côté ne présente pour toute lésion qu'un peu de décoloration de la choroïde au voisinage du bord interne de la pupille, mais la lésion est très-limitée ; le malade opéré le 4 février ; inflammation consécutive ; panophthalmie ; impossibilité de voir l'état des membranes profondes de l'œil opéré.

Obs. V. — Braig, âgé de 57 ans. Œil droit, cataracte molle d'un blanc laiteux. Œil gauche, cataracte commençante dans les couches nucléolaires. Le fond de l'œil est presque normal ; cependant, en dehors et en dedans du bord papillaire, il existe un petit liséré décoloré de la choroïde. L'autre œil n'a pu être soumis à l'examen ; il est survenu une atrophie du globe oculaire, consécutivement à l'opération.

Obs. VI. — Louis Duchateau, âgé de 38 ans, entré le 2 juin 1875. Ce malade est atteint d'une très-forte myopie datant de la première enfance, portait le n° 7 à l'âge de 21 ans. Il y a deux ans, il a commencé à se servir du n° 5 ; la cataracte paraît avoir débuté à la même époque, du côté gauche. C'est une cataracte molle ; on ne peut, de ce côté, voir le fond de l'œil ; l'iris est irrégulier ; la moitié inférieure de l'orifice pupillaire est restée normale ; l'autre moitié, la supérieure, a subi une déviation considérable, en sorte que le bord de la pupille s'est beaucoup rapproché de l'insertion irienne, sans qu'on observe cependant aucune trace de synéchies postérieures ; du côté droit, cataracte commençante, laissant voir la choroïde et la rétine ; on y remarque une papille petite, allongée verticalement, déformée, et en dedans de celle-ci, une large plaque d'atrophie choroïdienne presque rectangulaire ; la partie limitante interne est d'un blanc nacré ; cette plaque est staphylomateuse seulement dans sa partie la plus rapprochée de la pupille. Ce malade, opéré le 3 juin, sort dans le courant du mois, après avoir présenté les mêmes lésions du côté opéré.

Obs. VII. — Guilloux, entré le 11 février, âgé de 11 ans. Les yeux sont petits, quelque peu enfoncés dans l'orbite ; pas d'injection conjonctivale ; cornée transparente ; iris largement dilaté par l'atropine ; on peut voir une cataracte centrale et périphérique entre les deux parties opacifiées; on peut reconnaître le fond de l'œil, qui paraît parfaitement normal.

Obs. VIII. — Hesse, âgé de 57 ans. Ce malade présente du côté droit une cataracte totale dure, nucléaire. Opéré le 30 mai, par le procédé de Wecker, il sort au bout de 15 jours après avoir été ophthalmoscopisé; on reconnaît l'existence d'une légère atrophie choroïdienne du côté externe.

Obs. IX. — Baggio, entré le 28 avril 1875, âgé de 58 ans, atteint d'une double cataracte; celle du côté gauche, ayant commencé en 1870, celle du côté droit en 1873. L'examen du fond de l'œil n'est possible qu'après la double opération; on reconnaît, de chaque côté, une décoloration de la choroïde d'une forme assez régulière, circonscrivant toute la papille, et d'une étendue peu considérable.

Obs. X. — Canzète, entré le 17 juin, âgé de 55 ans. Du côté droit, cataracte demi-molle ; du côté gauche, même lésion au début, permettant l'examen ophthalmoscopique du fond de l'œil ; au premier abord, le contour papillaire paraît agrandi. Cet aspect est dû à une plaque allongée d'atrophie choroïdienne, renfermant çà et là des amas pigmentaires d'un beau noir, ayant en largeur deux tiers environ du diamètre papillaire.

Obs. XI. — Juin (Michel), âgé de 67 ans. Cataracte demi-molle, ayant commencé en 1874, du côté droit ; opéré le 22 avril, il sort guéri le 1er mai ; le fond de l'œil est parfaitement sain.

Obs. XII. — Roetter, âgé de 71 ans. Cataracte dure totale, datant de cinq ans du côté gauche ; mêmes lésions plus jeunes du côté droit; l'examen ophthalmoscopique n'est possible qu'après l'opération et démontre l'intégrité des membranes profondes.

Obs. XIII. — Berlot, âgé de 60 ans. Cataracte gauche demi-molle, datant de 18 mois ; même lésion à droite au début, permettant de voir que la pupille et la zone péripapillaire sont intactes. Après l'opération, faite le 5 février, on peut constater la même intégrité du côté opéré.

Obs. XIV. — Ricordeau, entré le 18 mars 1875, âgé de 67 ans, est atteint d'une cataracte demi-molle du côté droit ; l'examen ophthalmoscopique est impossible de ce côté, mais à gauche on peut distinguer nettement le fond de l'œil; on voit une pupille à peu près normale ; ses bords ont leur trois couleurs peu distinctes ; il existe une

Chiray.   3 forte accumulation pigmentaire au pourtour ; après l'opération, on peut constater du côté opposé la même accumulation péripapillaire, mais de plus une atrophie circonférencielle de peu d'étendue.

Obs. XV. — Oudin, âgé de 89 ans. Ce malade n'a jamais fait usage de lunettes et est légèrement hypermétrope. Il se présente avec une cataracte dure, complète de l'œil gauche. Arc sénile de la cornée très-prononcé ; rien autre de particulier. Œil droit : léger trouble cristallinien au centre de la lentille. Le fond de l'œil peut être éclairé, et l'on y remarque une papille petite, circulaire, sans excavation pathologique ; teinte légèrement rose, bords assez bien marqués, mais sans distinction des trois contours normaux. Tout autour une très-large plaque d'atrophie choroïdienne, ayant une forme un peu triangulaire à base inféro-interne, à sommet tronqué supéro-externe, ayant au moins quatre fois le diamètre papillaire, à teinte blanche, un peu sale par places et à bords nets plus nacrés. Pas de staphylôme. L'opération faite du côté gauche, le malade sort guéri, au bout de quinze jours, présentant les mêmes lésions du côté gauche.

Obs. XVI. — Louise Guimard, âgée de 64 ans, entrée le 1ᵉʳ janvier 1875. La cataracte a débuté du côté droit, il y a six ans et n'a progressé qu'avec une extrême lenteur ; elle est aujourd'hui complète ; la malade distingue à peine le jour de la nuit ; toutefois, sa sensibilité rétinienne explorée est suffisante. L'œil gauche a commencé à moins bien voir il y a deux ans. On y remarque des opacités striées horizontales, n'empêchant pas la malade de voir suffisamment pour aller et venir, et assez légères pour qu'on puisse examiner le fond de l'œil et constater son état. On reconnaît d'abord l'existence de corps flottants dans le corps vitré ; puis au côté interne et inférieur d'une papille petite, régulière et à bords nets, sauf dans la direction indiquée, une plaque de scléro-choroïdite, sous forme de croissant à grand diamètre oblique de haut en bas, de dehors en dedans, et de dimensions deux fois égales à celles de la papille ; toute la partie examinée offre une teinte singulière alternativement noire et blanche, par plaqués de petites dimensions. Cet œil est myope. L'œil droit est opéré le 21, la guérison se fait sans complications aucunes, et l'examen ophthalmoscopique, pratiqué le 1ᵉʳ février, donne les résultats suivants : Hypermétropie légère au pourtour de la papille ; plaque d'atrophie ovalaire dirigée en haut et en dedans, très-légèrement excavée ; de plus immédiatement en dehors de la macule, plaque d'atrophie irrégulière, à bords nets fortement pigmentés ; la plaque est grande comme une fois et demie la papille. La malade sort guérie.

Obs. XVII. — Keuton (veuve), âgée de 75 ans, renvoyée pour in-subordination sans avoir été opérée. Conjonctives injectées, iris di-laté moyennement par l'atropine. Consistance normale ; yeux légè-rement hypermétropes. O. D., cataracte sclérique à reflets rougeâtres, avec couches corticales volumineuses. O. G., opalescence notable du cristallin, permettant de distinguer le fond de l'œil ; pupille normale, excepté au côté interne où les bords sont confondus avec un petit croissant de décoloration de la choroïde.

Obs. XVIII. — Céline Arelle, âgée de 58 ans, cartonnière, se pré-sente à la consultation du 10 avril. Elle a été opérée, le 15 juillet 1872, d'une cataracte de l'œil gauche, datant de 18 mois. L'examen du fond de l'œil de ce côté donne les résultats suivants : la pupille est al-longée, elliptique, à bords diffus, vaisseaux normaux, tout autour existe une vaste plaque d'atrophie choroïdienne, ayant à peine, dans le sens horizontal et en dedans, la moitié du diamètre papillaire, mais ayant 4 fois ce diamètre en dehors dans le sens vertical et dans le point le plus étendu, c'est-à-dire tout à fait en dehors ; le bord de la plaque atrophique mesure 4 à 5 fois environ le diamètre papillaire ; les vais-seaux qui traversent cette vaste plaque atrophique ne décrivent pas de courbure. La teinte générale en est blanc-nacré, et les bords sur-tout présentent cet aspect au plus haut point ; on y remarque ce-pendant çà et là de petites accumulations dé pigment. Du côté opposé, très-légère cataracte striée, permettant de voir le fond de l'œil ; on aperçoit une papille un peu allongée des vaisseaux petits, et une lé-gère plaque d'atrophie en dedans, ayant comme diamètre 1/3 seule-ment de la papille ; au delà, un peu de décoloration indiquant la mar-che du travail atrophique.

Obs. XIX. — Boullot, entré en février 1875, est atteint d'une double cataracte, plus prononcée à gauche qu'à droite, elle se rapporte plus à la cataracte molle qu'à la demi-molle, l'iris de l'œil gauche offre une disposition infundibuliforme, la petite extrémité de l'entonnoir étant tournée vers le cristallin. On reconnaît à l'éclairage oblique que l'opacité dont est le siége ce cristallin est centrale, nucléaire, que les couches périnucléaires sont encore transparentes, et que la zone équatoriale est en voie d'opacification avec stries rayonnantes vers le centre du cristallin ; entre les deux zones opaques la lumière peut passer et éclairer le fond de l'œil. On reconnaît alors l'existence d'un staphylôme postérieur, occupant le côté interne et supérieur de la papille, sous forme d'un croissant embrassant près des deux tiers de la circonférence de la papille et ayant à sa partie moyenne des dimensions égales à celles du diamètre papillaire ; un peu de décoloration et d'atrophie au delà de la zone staphylomateuse. A droite, une opacité cornéenne centrale assez étendue, jointe au marqué de transparence du cristallin, ne permet qu'avec peine de reconnaître les mêmes lésions.

Obs. XX. — Robert X... L'examen du malade démontre les particularités suivantes. Œil droit : pupille excentrique ellipsoïde à grand axe horizontal ; à un millimètre de la circonférence de la cornée, et en dedans il existe un staphylôme choroïdien composé lui-même de trois petits lobules. Consistance amoindrie, acuité normale. Œil emmétrope, malgré cette lésion. L'examen ophthalmoscopique démontre l'absence de toute lésion papillaire et péripapillaire. L'œil gauche est le siége d'une cataracte demi-molle, consistance normale : sur la cornée opacité inférieure, en forme de croissant ; à la partie externe, tache bleuâtre, saillante, staphylomateuse, à laquelle aboutissent des vaisseaux conjonctiviaux dilatés. Il s'agit là d'un amincissement scléro-cornéal avec synéchies de la circonférence de l'iris. L'examen du fond de l'œil est impossible. A la suite de l'opération qui n'est suivie d'aucun accident notable pendant la convalescence, le malade peut être ophthalmoscopisé. Or, la seule lésion que fasse voir cet examen, c'est un peu d'accumulation du pigment choroïdien autour de la zone papillaire et de décoloration pigmentaire au voisinage de cette accumulation de pigment.

Obs. XXI. — Lunet, ancien menuisier, âgé de 71 ans, entré le 26 janvier 1875. Le malade a été opéré le 12 avril 1874 d'une cataracte à l'œil droit ; cataracte secondaire du même côté opérée au mois de mai de la même année. Il entre à l'hôpital pour une cataracte dure, nucléaire, du côté opposé, et présente les phénomènes suivants des deux côtés. A droite, opacité transversale de la cornée ; trace de la kératotomie pratiquée à ce niveau ; cornée transparente dans un cinquième au-dessus et trois cinquièmes au dessous ; chambre antérieure parfaitement nette ; consistance normale ; pas de douleurs pendant l'évolution de la cataracte ; l'acuité égale 1/2 ; avec un verre 2 3/4' il lit le nᵒ 2 de l'échelle ophthalmoscopique. L'ophthalmoscope éclaire parfaitement le fond de cet œil ; on y voit une papille ronde, un peu allongée dans le sens vertical, nette dans sa moitié interne et dans ses bords du même côté, à teinte unique du côté externe, avec bords diffus absolument mal limités. On remarque, en effet, une large plaque d'atrophie choroïdienne qui commence au niveau de ce bord, qui

s'étend en largeur dans une étendue équivalente à une fois et demie
le diamètre de la papille, et qui va en diminuant de largeur en
haut et en bas, en sorte que ses bords atténués viennent aboutir
au-dessous de l'axe vertical de la papille ; traînée pigmentaire verti-
cale ; dans son milieu, elle n'est traversée qu'en bas par une branche
assez importante. D'ailleurs, pas de staphylômes. A gauche, rien de
spécial ; cataracte indiquée plus haut ; consistance normale ; pas de
douleurs antérieures. L'opération est faite le 28 février. Le malade
quitte l'hôpital le 11 mars avec une acuité 1/3 du côté opéré. Avant
de partir, il est passé à l'ophthalmoscope, et les mêmes lésions exac-
tement qu'à droite peuvent être constatées ; elles sont seulement un
peu plus étendues.

Obs. XXII. — Valérie, chaisier, entré le 13 janvier 1875, âgé de
78 ans. En 1864, ce malade a été opéré de l'œil gauche ; sa vue n'est
nullement gênée par une légère opacité occupant la partie inférieure
du champ pupillaire ; son acuité est absolument normale. Avec un
verre convexe n° 3, il lit le n° 2 de l'échelle à deux pieds. L'examen
ophthalmoscopique est très-facile ; on voit d'abord des corps flottants
très-accentués dans le corps vitré, puis en arrière, le fond de l'œil
étant suffisamment éclairé, on distingue les détails suivants : la papille est relativement petite, circulaire, à vaisseaux de volume à peu
près normal ; ses trois teintes concentriques sont mal distinctes ; elle
offre une teinte légèrement rosée uniforme, mais elle est entourée par
une légère plaque d'atrophie choroïdienne formant comme deux
croissants, l'un inférieur, l'autre supérieur, qui viennent se rejoindre
par leurs extrémités au niveau du diamètre horizontal de la papille.
Dans le sens vertical, chacun de ces croissants a plus de deux fois et
demie le diamètre de la papille, tandis que, dans le sens horizontal,
au niveau de la papille, les dimensions vont en s'atténuant jusqu'à
n'avoir plus que le quart environ de ce diamètre papillaire au niveau
où les extrémités des croissants se rejoignent. Cette plaque d'atrophie
est nettement limitée par un bord un peu plus noir que le reste de
sa surface, dont la blancheur est troublée par quelques petits amas
pigmentaires. Les vaisseaux qui traversent ces plaques ne décrivent
ni en entrant ni en sortant aucune courbure caractéristique d'un staphylôme. L'œil était emmétrope avant l'opération ; cela résulte clai-
rement du dire du malade, comme d'ailleurs du côté opposé. Du côté
droit, le malade présente une cataracte dure, nucléaire, incomplète
dans la couche corticale, et laissant passer à cause de cela quelques
rayons lumineux qui permettent de reconnaître sans détails, le fond

rouge de l'œil. L'opération a été d'une régularité parfaite, exempte de toute complication ; le malade distingue les doigts immédiatement après. Cependant, les jours suivants, il se produit un petit orage inflammatoire qui se dissipe d'ailleurs rapidement, et le malade sort après avoir été vu à l'ophthalmoscope, qui permet de vérifier de c côté les mêmes lésions que dans l'œil gauche, mais un peu moin étendues et moins tranchées.

Je serai court dans les réflexions que doivent inspirer ces observations, je ferai seulement remarquer plusieurs choses. D'abord ces lésions choroïdiennes se rencontrent aux différents âges, en sorte qu'on ne peut arguer uniquement de la vieillesse pour expliquer leur production et atténuer leur importance dans l'évolution de la cataracte. On les observe dans tous les états de réfringence oculaire chez les myopes et cela est naturel; chez les hypermétropes et les emmétropes, cela l'est moins. Chez les myopes, ces lésions dépassent très-souvent le degré qu'elles devraient atteindre; vu la myopie existante? on remarque parfois, à côté d'un croissant et d'un staphylôme limité une atrophie choroïdienne étendue, qu'on ne rencontre pas chez les myopes ordinaires, en sorte qu'il se joint à cette lésion préexistante de la myopie une altération plus étendue que la myopie elle-même n'explique pas, mais qui elle explique le trouble de nutrition cristallinienne. Quant à ces lésions d'atrophie choroïdienne chez les hypermétropes et les emmétropes, elles sont plus importantes, parce qu'elles ne se lient pas habituellement à l'état de réfringence indiqué. Nous voyons encore dans un certain nombre de cas qu'il faut bien remarquer les ésions choroïdiennes, différer dans un œil et dans l'autre. Du côté où la cataracte a débuté, est devenue complète et a été opérée lésions profondes, étendues, de la choroïde. Du côté opposé ou souvent un léger trouble

cristallinien indique le début d'une cataracte : presque
rien, un petit liséré de décoloration blanchâtre, une légère
confusion des bords, etc.; mais souvent, à côté de cette
atrophie limitée, une dépigmentation qui commence
dont les limites peuvent se saisir parfaitement, et qui mar-,
que le champ où va s'étendre l'atrophie de la choroïde.

CONCLUSIONS.

De ce travail, je crois pouvoir tirer les conclusions
suivantes :

Certaines causes générales peuvent produire la cataracte, je les ai énumérées et discutées. Mais il faut aujourd'hui attribuer une importance plus considérable
encore aux causes locales et en particulier aux atrophies choroïdiennes. Les atrophies choroïdiennes posté
ricures accessibles aux investigations ophthalmologiques
se rencontrent trop fréquemment pour qu'on ne leur ac-
corde pas une importance considérable. On n'a pas encore
les moyens d'étudier les lésions antérieures de la zone
ciliaire, mais on peut, par analogie, conclure à leur existence fréquente. Elles doivent souvent accompagner les
lésions postérieures et peut-être existent-elles dans les
cas où l'ophthalmoscope ne démontre rien en arrière. De
nouvelles recherches entreprises dans cette voie démon-
treront sans doute des faits nouveaux et des plus inté-
ressants.

Paris. A. PARENT, imprimeur de la Faculté de Médecine, rue M.-le-Prince 31.

9 782329 662602